Petit précis
des lésions ordinaires

Claire Poinsignon

Petit précis des lésions ordinaires

ROMAN

Albin Michel

ISBN : 2-226-14160-X. www.albin michel.fr
Imprimé en France par Bussière Camedan Imprimeries
Dépôt légal : août 2003. – N° d'édit. : 21803. – N° d'imp. : 033005/1.

A un Petit Poucet qui se reconnaîtra.

C'EST ainsi que les choses se passaient. Elle me disait de m'allonger, comme ça, et de fermer les yeux, qu'elle allait me raconter la suite d'une petite nouvelle de rien où il était question d'un morceau de sucre, ou de quartiers de lune, ou d'un lapin et de poupées estropiées, tout un monde d'histoires minuscules sorti des cahiers à spirale d'une moche boîte à chaussures.

Elle s'asseyait en tailleur sur le lit et faisait la lecture d'une voix flûtée, jouait son texte avec des airs gourmands. Parfois, c'étaient d'autres textes, plus graves, que j'aimais moins, peut-être parce qu'elle y ravivait de ces plaies qu'on ne peut calmer qu'en les enveloppant d'un emplâtre de mots. Je l'écoutais et restais là, les yeux mi-clos, absorbé dans son récit, comme aujourd'hui dans la contemplation imbécile de ces pages qui n'ont plus rien à dévoiler que je n'aie cent fois lu et relu, interprété jusqu'au délire.

De ces jours, lointains déjà, j'entends toujours l'air mélancolique et chantant se dévider dans ma tête, et la partition s'y ramasser en longs plis réguliers. Qui me dira où elle s'en est allée et pourquoi ?

Des nuits entières, au milieu des cahiers, des lettres et des photos éparpillées, des ratures et des biffures de morceaux de nappes en papier gaufré, j'ai shooté dans le ramassis de ses bricoles, saigné ma mémoire, le pourquoi et le comment, ma pensée qui se défait, s'effiloche dans les rets du souvenir, entre ce que je crois savoir d'elle et tout ce que j'ignore, une étoile dont l'éclat se voile à mesure que mon regard tente d'en cerner le contour et d'en raviver la clarté.

BORD de mer. Un été. Le tirage est flou, la photo mal cadrée. On peut cependant distinguer en haut à gauche, une silhouette assise en équilibre sur un tabouret de bar. C'est bien elle. Sur la photo, un homme remplit des verres et cause à la cantonade, il s'appelle Fabien Müller, c'est le gérant du village de vacances, et elle semble ne pas perdre une miette de ce qu'il raconte.

Au fur et à mesure qu'on écluse les bouteilles de rosé, le petit gars blond et pâle des banlieues a cédé la place au bourlingueur des mers du Sud, Manille, la Thaïlande, les combats de coqs et le kickboxing, ses tatouages au bras gauche et sur les chevilles, un dragon, un tigre, son signe, le yin et le yang, je crois que c'est clair, il a fait, et aussi des bambous et un soleil parce qu'il aime bien. Il explique comment tu te les fais toi-même, *in jail*, les trois points, mort aux vaches, le poignard et le serpent, ce genre de conneries, avec trois aiguilles tenues serré et séparées par un fil, puis trempées dans ce que tu as sous la main, une cartouche de stylo plume diluée dans de la vodka, le plus souvent. Un choix qu'il vaut mieux ne pas regretter, hein, *garanti six mois après la mort*, le tatouage, c'est ce qu'on dit.

Dans les rues de Manille, un jour, il a vu un type se faire imprimer le pélican de Pelforth sur la fesse gauche. Sans blague. Avec la marque inscrite juste au-dessous, en demi-cercle. Le mec s'était amené jusque-là avec son rond de bière. Pour le modèle. Une autre fois, un soir de grande bourre, un de ses potes s'était mis à brailler qu'il voulait un dragon lui aussi. Le même que celui de Fabien, mais sur la poitrine, en gros. Dans la rue, les gosses se marraient, à voir cette viande bien blanche et bien imbibée, sûr qu'elle allait prendre l'encre celle-là, ah ça, on n'allait pas le louper, le dragon. Ça chahutait, ça piaillait de partout, l'autre serrait les dents sur sa chaise en s'enfilant de bonnes lampées de gin.

Le truc, c'est qu'avec les années et les kilos, le dragon en question, il a commencé à faire un peu la tronche, enflé d'un côté et tout ratatiné de l'autre, dans les plis et le gras du bide...

Le vin et la parole, ce soir-là, coulent à flots et la voilà, elle, qui lape, le menton dans la paume de la main, toujours fourrée au milieu des adultes, à observer et tout écouter, la bringue, six mois sur douze, au fin fond des Philippines, à l'autre bout de la terre, Fabien et ses mots à la hache, sa démarche un peu raide, économe elle aussi, les épaules affaissées, comme si sa vie entière lui flanquait la gueule de bois. C'est drôle, mais je suis sûr qu'elle en pinçait pour lui.

« Je crois que je l'ai retrouvée. 90, impasse des Arbousiers. La voilà, ma villa du bout du chemin, mon joli cube... » C'est ce qui est inscrit au dos de cette autre photo. Elle doit avoir six ans environ. D'elle, on ne voit que la tête au milieu du bleu et de quelques traits d'écume blanche. On devine son sourire. Il dit combien elle est heureuse d'avoir perdu ses dents et appris à nager seule dans le même temps. Une carte postale d'un genre nouveau, avais-je simplement noté à l'époque. Et aussi, quelle drôle d'idée de voyager avec ses photos d'enfance sous le bras.

Elle m'avait déjà parlé de vacances au bord de l'Atlantique, d'une maison d'enfance partagée avec ses cousins, dont elle ne parvenait pas à retrouver l'adresse, et d'une odeur de terre, de fougères et de croûtes de pain.

Il y avait les jours de plage, sans ombre, incandescents, où le grésillement que fait la pâte à gaufres sur la plaque brûlante du marchand, à l'abri dans sa carriole, saisit vos oreilles avec un relief inouï.

Et puis les jours d'orage. Ceux-là remettaient la baignade à plus tard, exaltaient la conspiration et les confidences au fond du jardin, donnaient au chocolat de ces fins d'après-midi électriques une onctuosité nouvelle.

Le matin, elle ouvrait grand les volets, humait l'air et faisait des pronostics sur tel ou tel, à la brasse coulée, à la crapette, à chat ou au rami. Si le temps obligeait à sortir les cartes, elle prévoyait la mauvaise humeur du père contre la chaleur et les jeux de société qui sont idiots chaque fois qu'il perd. Elle prévoyait l'agitation de la maison, les cris des enfants, et sa mère, seule au salon, avec sur les genoux un roman dont elle parcourait la couverture sans jamais l'ouvrir.

Elle, ses sabots à la main, s'en irait au bout de l'allée, rêver à son amoureux. Là, elle fermerait les yeux, car c'est ainsi que les princes adviennent, croit-elle. De loin, ils distinguent le pli qui barre votre front et cet autre, amer, suspendu à vos lèvres. Ils surgissent alors de derrière les fougères et vous prennent dans leurs bras. Vous pouvez y pleurer autant que vous le voulez. Tel est le droit de la petite fille triste, tel est aussi son malheur...

De photos, j'en ai tout un tas à mes pieds. Elle bébé, avec l'un de ses frères. Elle a quelques mois, lui, bientôt trois ans. Il est raide et fier, il la porte comme le saint-sacrement.

Encore l'océan. Elle sait bien nager à présent et ne porte plus de brassards. Elle vient d'avaler un bon bouillon et tousse, le corps en avant, sa longue natte défaite et pleine de sable, et le haut du maillot tout de travers, qui découvre une ébauche de seins. Dans un coin, des épuisettes et des seaux, ses frères, quelques étoiles de mer, un parasol à franges, les tourelles pavoisées d'un château bientôt effondré sous les vagues... Et puis Noël, et puis Pâques, les œufs dans le jardin et le nid du lapin, des repas en famille, des anniversaires, et d'autres vacances au soleil.

Je me souviens bien de la première fois où je l'ai invitée à déjeuner. C'était une brasserie à deux pas du journal où je travaillais comme correcteur et où je commandais invariablement une salade composée de haricots verts et d'autres choses. Moins les haricots verts. Le garçon avait l'habitude et, au bout de tant d'années de consentement muet, je me disais que c'était ça un couple. Quelqu'un qui vous connaissait suffisamment pour se souvenir que vous détestiez les légumes verts, et vous estimait encore assez pour ne pas vous le reprocher à longueur de repas.

Elle arriva, souriante et gauche, fragile, passa la moitié du repas à décoller le plus gracieusement possible son derrière de la banquette en moleskine. Il faisait chaud, on était bien installé dans l'été. Elle cherchait du travail, avait en poche une vague recommandation, peut-être allais-je pouvoir faire quelque chose pour elle ? Elle pressait son visage dans la paume de ses mains et c'était comme si son sourire m'avait caressé la joue. Je la trouvai volubile et drôle, impétueuse, impudique, délicieuse. Elle s'exprimait avec grâce, ménageait à ses anecdotes des chutes élégantes, j'avais plaisir à l'écouter. Voilà pourquoi sans doute je ne m'expliquerai jamais comment elle en arriva, au milieu du tour léger de ce repas, à d'autres mots, si douloureux ceux-là, qu'ils lui voilèrent instantanément la voix et le regard.

Ce jour-là, j'oubliai mon travail et passai plusieurs heures à l'écouter parler, et lorsqu'elle n'avait plus assez des mots, à observer ses mains s'agiter et fouetter l'air, s'épuiser et se tordre, me faire toucher du doigt quelque chose d'une douleur en même temps que son inaptitude définitive à me la communiquer.

Moi, le petit correcteur, une misère, le degré zéro de sa vie qu'elle m'étalait brutalement sous le nez, un rien, une inanité pépère qui avait toujours traversé sagement dans les clous... Pendant sept ans, on peut dire que j'ai essayé de l'aider à prendre les passages pour piétons.

Elle, tout entière, ravissante, joyeuse et infernale, structurellement incivique – *tu finiras au trou*, je lui disais toujours, *et je n'irai pas te chercher !* –, par nécessité et non par afféterie idéologique, un seul Dieu, si seulement il veut bien entendre sa supplique, mais aucun maître, jamais, amoureuse volage, qui prend les cœurs à la hussarde, pleure et se raconte en vrac, m'adjure de ne pas – *tu m'entends ?* –, de ne jamais la quitter, et pour finir, partie, envolée, sans crier gare, sans un mot, sans une lettre, ce paquet d'absence et de questions que j'ai, fiché au plexus comme une bonne droite, et qui me fait brusquement évaluer le peu que je sais d'elle, de sa vie qui s'arrête là pour moi, et l'ampleur du vide qu'elle cause dans la mienne.

Je l'ai nourrie et vêtue, mouchée entre deux sanglots sur sa difficulté à vivre, bordée, cajolée, je l'ai écoutée vociférer des heures durant, se répandre en une longue suite d'éternuements bruyants, tous les spasmes, toutes les irritations d'une vache d'existence. Elle m'a fait avaler toutes sortes de légumes et de céréales, des graines en somme, elle qui se nourrissait et pépiait comme un oiseau entre deux orages.

Elle m'en a fait voir, des vertes, ça va de soi, des pas mûres, des innommables. Ses aventures d'un soir, ou de deux, ou pour toujours, comme là, ces aventures d'avant moi et de pendant, parce qu'elle cherchait Dieu sait quoi, à travers Dieu sait qui. Je la retrouvais au petit matin, plus fraîche que moi qui n'avais pas fermé l'œil de la nuit, et lorsque je m'aventurais à la questionner, elle me riait au nez, pirouettait, prenait des mines de conspiratrice craignant d'être entendue, murmurait qu'elle avait passé la nuit sur le périphérique Nord. Ça la consolait, disait-elle, tous ces junkies d'espèce voisine... Elle ne plaisantait pas tant que ça. Sur le lieu de ses virées nocturnes en tout cas.

Elle avait besoin de voir. Les garrots, l'injection, les squats, la saleté, et cette fille qui a perdu un œil à cause d'une septicémie, une mauvaise seringue, les meubles qu'on vend un à un, la fièvre, les diarrhées, se condamner à vivre pour l'achat de sa dose, un bien méchant suicide.

Tant qu'elle me revenait, je me raisonnais. Et même si elle allait ne pas me revenir et que son bonheur se trouve là où je ne serais pas, j'allais faire bonne figure, je serais grand seigneur... De la blague. C'était du style tout ça.

ELLE avait vécu un temps à Versailles. Une piaule de vingt mètres carrés qu'elle partageait avec une fille plus âgée qu'elle. Une seule pièce, avec à côté une espèce de placard qui servait de W.-C., cuisine et salle de bains à la fois, ce qui nécessitait une gestion stricte des envies et du temps d'occupation des lieux. Mais on avait dressé un paravent au milieu de la chambre et chacune avait installé de part et d'autre ses petites affaires du mieux qu'elle avait pu.

La copine qui s'appelait Lila avait été mutée à Paris, aux Affaires culturelles. Dans la crainte inavouée de se retrouver trop seule sans doute, elle avait accepté d'emmener avec elle cette jeune fille qu'elle connaissait à peine et qui désirait tant voir Paris. La vie n'était-elle pas belle ? Ne leur ouvrait-elle pas grand les bras ? Elle chercherait du travail, n'importe quoi. Elle en avait fait d'autres. Vendu des hamburgers, de l'eau purifiée en bidons, des pancakes au bord de la Tamise, lessivé les arrière-salles crasseuses de toutes sortes de bouis-bouis, repassé les treillis d'un collègue militaire de son père, torché quelques mioches beuglards, administré au gros un latin de cuisine à d'autres qui n'en pouvaient mais, joué à l'hôtesse d'accueil assez peu accueillante, faut avouer, envers ceux qui lorgnaient ses jambes rasées de la veille, répondu des centaines de fois au téléphone, puis aboyé les centaines de fois suivantes, affranchi un bon millier de lettres au mauvais tarif, avait risqué la porte, mais s'était sauvée avant, le plus souvent.

Lila riait, le vin était bon, la lumière douce. Sa jeune colocataire avait préparé le repas.

Une salade, avec des petits bouts de tout, dégotés dans le bas du réfrigérateur. Et Lila s'était exclamée sur la salade, et comment elle l'avait faite sa vinaigrette, et si elle la lui donnerait, la recette, et que pour assaisonner les restes, au moins, elle était bien la reine.

La lumière était douce, c'était un joli mois de mai. Le mois de Marie. C'est ainsi qu'elle se nomme.

Marie revenait d'Angleterre. Gardienne de chiens et de bibelots dans la demeure de riches Londoniens, une drôle d'expérience. Bibelots en bois qu'il fallait *polish*. Bibelots en cuivre, en argent, qu'il fallait *polish too*... Le museau penché, les chiens la regardaient pleurer dans la cuisine, le nez dans son assiette de nouilles, et lui léchaient les mains. Lorsqu'elle les sortait en promenade, elle avait deux minutes pour atteindre la grille du portail, après avoir déclenché l'alarme. Avec les chiens qui lui jappaient dans les jambes et tout le bazar de bottes et de parapluies qui encombrait le cagibi, elle n'avait jamais le temps de parvenir jusqu'à la première dalle du jardin. Elle se retrouvait cul par-dessus tête, vautrée dans un fatras de laisses, de glapissements furieux et de sirène hurlante. Il fallait alors vite se dépêtrer, bondir au cagibi couper l'électricité, remettre le mécanisme en marche. Et tout recommencer. Les chiens, les laisses, les bottes et les parapluies. Jusqu'à la deuxième dalle, puis la troisième. Ça l'occupait une bonne partie de l'après-midi.

Elle avait croisé le maître des lieux le soir de son arrivée. Il lui avait souhaité le bongswaar, et ce fut tout. Il partait tôt et rentrait tard. Tous les matins, à l'aide d'un petit plateau consacré à cet usage, elle emportait son verre de scotch, du salon au lave-vaisselle. La jeune épouse pratiquait la gymnastique, réunissait ses voisines et faisait résonner la maison d'une admirable voix de gorge aux accents de soprano dramatique. Marie vidait les poubelles, astiquait la vaisselle, les interrupteurs, les poignées de porte, les chromes rutilants de nombreux cabinets de toilette, tout un emmerdement de robinetterie, lâchait son aspirateur, courait ouvrir aux voisines, et laissait les chiens finir son plat de pâtes et lui mordiller gentiment le bout des doigts.

Un matin, parce qu'elle était en chaussettes, – le règlement stipulait qu'en toute circonstance l'on empruntât sa paire de patins pour se déplacer –, elle s'était étalée de tout son long sur les carreaux de la cuisine. Sans doute encore sa faute. Les carreaux, après tout, c'est elle qui les faisait reluire.

Madame accourut, portée par un envol de trilles, examina le bobo et dit à Marie qu'ici, quand quelque chose ne va pas, on s'assied et on prwang ung tâss der tii.

Marie aurait mieux aimé un café. Qu'à cela ne tienne, on sortit un café, cette fois-là, tout spécialement. Ung spaychol kâfay poor qer voo z'ahlay meeheuy...

Lila riait et Marie aimait cela. Elle continuait avec entrain et de grands gestes des bras, comment elle s'était enfuie avec sa valise, comment elle s'était égarée, s'était réfugiée chez des Marocains avec qui elle ne partageait aucune langue mais passait toutes ses nuits à jouer aux cartes, son billet de retour pour la France en guise de mise... Et aussi comment elle avait perdu, bien sûr, et regagné la somme en travaillant comme barmaid dans une gargote à la mode. D'anglais, il ne lui restait pas grand-chose. *Tips. Ham, cheese and mushrooms,* ce dont les crêpes étaient fourrées. Et *good boy !,* seule façon qu'elle avait trouvé de faire revenir ses petits clébards à la maison.

ÉVIDEMMENT, les relations s'étaient assez vite détériorées avec Lila.

Les salades de Marie étaient toujours aussi colorées, mais elle n'avait pas trouvé de travail et s'était mise à avoir peur de tout. De la vie en général et des gens pressés qui ont l'air de savoir où ils courent, des hôtesses à l'accueil, dans le hall des grands journaux, qui la regardaient de travers, lui faisaient répéter son nom, qui elle désirait voir et pourquoi c'était. Parmi les piétons qui s'engouffraient dans le métro, dans les trains et dans les rues, elle n'avait rien à faire, nulle part où se hâter d'arriver, nulle part même où flâner et personne ne l'attendait. Tout autour d'elle, les êtres et les choses perdaient leur plus simple familiarité, elle allait dans la rue comme une infirme, clopinant sur le bas-côté de sa vie, se défaisant dans le bleu du ciel, l'écorce des arbres, un ballon qui s'envole, les éclaboussures de feuilles mortes et de mégots que la voiture de nettoyage balayait à ses pieds jusqu'à la prochaine plaque d'égout... Elle se souvenait alors, sa mère qui dormait, et elle, une petite fille accoudée à la fenêtre, toutes ces heures passées à contempler la façade aveugle du HLM d'en face, jusqu'à la perte de soi, jusqu'à devenir le lézard de la façade, engourdi de chaleur, d'une immobilité minérale, puis la façade, dressée en majesté dans le soleil des lentes fins d'après-midi...

Marie qui n'était même plus capable d'épeler son nom de manière audible finit par passer son temps à attendre le retour de Lila, ne sortant de son lit que pour aller acheter le pain du lendemain. D'autres fois, elle marchait dans la ville et dans le parc du château.

Evanescente et cependant lourde comme le plomb, évanouie, immatérielle comme un rêve au ralenti, elle arpentait les allées, à la lisière du bois, le long des futaies et le bord du Grand Canal, fine lame d'acier trempé, sans conscience, ciselant selon les pointillés la belle figure géométrique d'une maquette géante...

Au service de Dieu sait quel artisan supérieur – sainte Fatigue ? –, elle achevait alors de mettre un pied devant l'autre, sans plus se poser de questions, ni plus penser à quoi que ce soit. A la nuit tombée, au bord du canal, ses cailloux faisaient de braves ricochets et l'eau frémissait, emportant avec elle une couvée de poules d'eau indifférentes et légères comme le vent. A plat ventre, sur la terre humide, les bras en croix, Marie aurait voulu avaler le monde et s'en rassasier en y mettant le nez, les mains, le corps tout entier, et que la terre l'embrasse elle aussi. Et que tout fût terminé.

Dans un garage, sur le bord d'une voie rapide, elle trouva enfin une place de standardiste. Puis un mari, en la personne d'un client peu bavard et plein de sollicitude, auprès de qui il faisait bon s'endormir.

Je crois que je suis amoureux de toi, lui avait-il un jour déclaré. Puis il lui avait tendu les clés de son appartement, sans plus de manières. Elle s'installa donc chez lui, fit à nouveau de belles salades, mit de la couleur aux murs, changea les meubles de place, aménagea leur vie de fond en comble. Il la laissa faire car, même lorsqu'il désapprouvait ses projets, il aimait ce mouvement qu'elle avait l'art d'imprimer aux menues choses de l'existence. Il aimait qu'elle fût efficace dans le rangement et que le linge fût propre et frais. Il se repaissait de sa vitalité reconquise, en retour elle nichait à loisir au creux de ses bras, de son corps rond et confortable. Leur arrangement était simple et il en alla ainsi pendant quelques années.

Etait-ce donc cela la vie, se demandait pourtant Marie, assise les bras ballants sur le joli canapé du salon, est-ce donc ainsi que les choses arrivent et que la vie passe, sans tapage, et vous coule doucement entre les doigts ?

Elle avait eu le temps de se reposer, de polir ses angoisses, de domestiquer l'épouvante, sa siamoise, avait rassemblé son âme et repris des forces, assez pour compléter des études laissées en chantier, assez pour se lever le matin et s'adresser des sourires confiants dans le miroir de la salle de bains.

Elle renonça à l'espérance vaine, noueuse, enfantine, qu'on peut détordre le cours des choses et des êtres contre leur volonté, décrocha quelques piges dans différents magazines et quitta ce mari qui l'aimait sans la désirer et lui semblait parfois plus étranger à sa propre vie qu'elle-même ne le serait jamais.

APRÈS avoir déserté l'appartement conjugal, elle s'était installée dans un petit deux pièces, non loin de là, ce qui laissait au mari le soin de veiller encore un peu sur elle, et à elle l'obligation tacite, vaguement pesante, vaguement réconfortante, de le lui permettre. En un sens, leur arrangement demeurait. Ils ne couchaient plus ensemble, voilà tout. Elle n'avait plus à attendre qu'il rentre tard le soir, et qu'il s'allonge près d'elle, et qu'elle tienne son corps en horreur, sa démarche lourde, et la façon qu'il avait de porter sa fourchette à la bouche, lorsqu'assis l'un en face de l'autre ils mangeaient en silence, tout ce qui, dans le petit morceau de jambon collé au revers de sa manche, la rendait triste et furieuse, tout le désir qu'elle avait eu de lui et qui s'était épuisé.

Autour du piano qui était à peu près la seule chose qu'elle possédait, il l'avait aidée à rassembler ce qu'il fallait de vaisselle et de literie, avait percé les murs, posé des tringles et par-dessus, des rideaux à fleurs. Pour le reste, elle rédigeait chez elle des reportages publicitaires sur le soin compensateur de porosité du cheveu d'une gamme de produits capillaires ou le bienfait naturel des fibres contenues dans un bol de céréales, quelques brèves pour des journaux littéraires et de longs articles de compilation dont on lui fournissait la matière première. Le soleil donnait dans sa chambre le matin et l'après-midi dans la pièce principale. Quand elle n'écrivait pas, elle allait d'une pièce à l'autre, une tasse de café à la main, s'asseyait sur l'unique chaise du salon, prenait des poses, imaginait des conversations et le déroulement de ses projets futurs. Son appartement était vide et elle-même se sentait légère, jeune et forte. Des amis venaient lui rendre visite, on faisait alors la dînette, assis par terre. D'autres fois elle sortait, s'enivrait, touchait des corps en sueur et se laissait toucher par eux, dansait jusqu'au matin.

Elle aimait aussi passer des heures dans les supermarchés et l'alignement bravache des têtes de gondoles, soupesait les fruits d'une main, les légumes de l'autre, puis les reposait, comparait les étiquettes des boîtes de conserve et froissait les emballages des promotions de fin de semaine, hésitait sans fin devant le rayonnage des produits laitiers. Allait-elle emporter des yaourts aux fruits, ou à la vanille, ou simplement nature avec un petit gâteau trempé dedans ? Et alors, gâteau au chocolat ou à la cannelle, au citron ou à la fleur d'oranger ? Elle trouvait délicieux de perdre du temps à ces courses de poupée qu'elle disposait ensuite avec tout autant de soin dans son intérieur, de poupée lui aussi, comme l'avait joliment remarqué un ami, de croquer un radis plutôt qu'une pomme ou une branche de céleri, et que ces choix n'aient d'autre importance que de lui faire éprouver les douceurs infinies de l'insouciance.

Elle apprit à laisser la poussière envahir un peu la maison et les livres s'amonceler par terre, au pied du lit, au milieu des pyjamas et des corbeilles de fruits, créa toutes sortes de compositions et de nouvelles harmonies, prit des photos dans la lumière bleutée de l'aube ou bien celle, jaune et rasante, des fins d'après-midi ensoleillées. Elle gagnait sa vie plutôt mal, mais ses besoins n'étaient pas exorbitants et à cette époque, il lui suffisait de se retourner le soir sur la journée écoulée et la simple satisfaction de son accomplissement, et de préparer un dernier thé très fort et très sucré qui clôturait cette journée autant qu'elle semblait annoncer la suivante.

Un jour, pourtant, l'un des journaux pour

qui elle travaillait finit par lui confier une série pour l'été, le genre que les vacanciers emportent à la plage et qui se trouve dans le sommaire juste avant les mots fléchés. Il s'agissait de rencontrer des personnalités diverses, de leur faire raconter ce qu'enfants ils avaient rêvé de devenir, en quoi ils avaient réalisé ces rêves ou au contraire s'en étaient éloignés, et cette commande marqua pour elle l'entrée dans un pas de deux bien singulier. Je connaissais les faits, Marie aimait pardessus tout les rencontres, elle n'en faisait pas mystère.

JE me suis longtemps demandé ce qui en moi avait pu la séduire. Peut-être que son mari s'était posé la même question. Ou peut-être au contraire qu'il ne se l'était jamais posée et que c'est aussi pour cette raison qu'elle était partie.

Ce que je perdais comme cheveux, j'avais tendance à le rattraper en tour de taille. Mais le pli de mes costumes tombait encore droit et j'avais pour moi d'être grand et de ne jamais devoir trop lever les yeux face à mon interlocuteur. J'avais vingt ans de plus qu'elle et je les paraissais bien. Mon appartement était clair, calme, fonctionnel. Je vivais seul, au milieu d'amis le week-end et de collègues de bureau la semaine. Je faisais un peu de sport, m'étais essayé un temps à l'aquarelle, avais pris des cours de reliure. J'allais parfois au concert ou au théâtre, je me promenais dans la ville ou lisais dans les jardins publics ou à la terrasse des cafés, je buvais modérément et j'avais quelques aventures. Des femmes mariées le plus souvent, à qui il convenait très bien que je ne fusse pas plus libre qu'elles. Des liaisons agréables et modérées elles aussi. Noël se déroulait chez mes parents, avec mes frères, leurs enfants chahuteurs et le lot d'excitations et de fâcheries dues aux préparatifs de toute fête familiale, jamais totalement réussie et jamais non plus franchement déplaisante.

Sans attaches particulières, j'avais donc du temps. Je tâchais de garder une oreille bienveillante à mes amis, et même si leurs histoires me paraissaient très compliquées, je me trouvais souvent le témoin de toutes sortes d'affaires sentimentales, cocasses ou inavouables. Tout ce que la nature charrie de désamour filial, haines fratricides, entrelacements obscurs, Gordius, son char, son joug et son timon noués trop serré, Œdipe et ses roulements de calots, deux blancs d'huîtres chassieux... la fine fleur des tragédies et des dilemmes défilait dans mon salon jusque tard dans la nuit, et m'obligeait au réassort subséquent des packs de bière et des boîtes de Kleenex.

Ces histoires m'amusaient et me donnaient matière à réflexion. En général pour conclure que je préférais ne pas en avoir. Ma vie était remplie juste ce qu'il faut, ni plus ni moins, elle était ce verre à moitié vide, à moitié plein, qui m'allait parfaitement.

Jusqu'à ce jour où un garçon de café indiqua par-dessus son épaule à une jeune femme qui le lui demandait, la table où le chef correcteur d'un magazine sérieux s'était installé et attendait son fricot ordinaire. Une journée d'été molle et moite, où les oiseaux s'affolent et où les orages s'abattent, sec comme un coup de trique.

La veille, elle était venue frapper à mon bureau. Elle avait la mine un peu chiffonnée d'une enfant qu'on a brutalement tirée de son sommeil. Aujourd'hui encore, j'ai du mal à débrouiller dans ma tête les traits de son visage. Elle continue de m'apparaître comme une lointaine esquisse, avec, au hasard des pages d'un carnet à croquis, la courbe de son cou gracile, la cambrure, pointes tendues, de ses deux pieds en position de danseuse, les mains, plutôt petites et charpentées, dont on pressentait la vivacité de tempérament qui les animait. Toutes les études qu'un peintre qu'elle avait aimé et qui l'avait quittée peu de temps auparavant avait réalisées d'elle, au cours de longues après-midi de pose. Je me souviens aussi de la rondeur de ses bras, de leur force étrange lorsqu'elle me serrait contre elle.

Au jour et à l'heure dite, très précisément, elle était arrivée d'un pas un peu raide, elle paraissait quinze ans à peine. Au moment où je m'avançai à sa rencontre, m'apprêtant à lui serrer la main, elle me tendit si brusquement la sienne, que dans l'élan, sa jambe droite et derrière elle tout le poids de son corps désorienté basculèrent sur mon pied gauche. Je me hâtai de lui trouver un siège.

Même assise, elle gardait cet équilibre instable, au bord du fauteuil, jambes et doigts incroyablement entrecroisés, au point que les jointures en devenaient blanches. Je crus qu'elle avait froid. Ma question la surprit et son visage s'éclaira. Oh non, c'était tout le contraire. Enfin oui, elle avait un peu froid, mais elle avait aussi très chaud, et puis ça n'avait aucune espèce d'importance, et comme pour s'excuser encore elle pressa son visage écarlate entre ses mains. J'observai alors sur sa joue une marque dont je ne pus déterminer s'il s'agissait d'une griffure mal cicatrisée ou d'une empreinte de baiser. J'oubliai que je n'avais aucun travail à lui proposer.

Elle continuait de me parler, le détail de son curriculum vitae probablement, et finit par un voilà précipité qui ressemblait à une envie de se sauver. Sans doute avait-elle pris ma distraction pour de l'ennui. Je l'attrapai par la manche, la fis se rasseoir et du même coup l'invitai à déjeuner.

Le lendemain, je commençai par lui demander de me pardonner l'allure cavalière de cette invitation. Peut-être avais-je également à cœur de me rendre sympathique en m'attribuant un tort qui restait flatteur pour elle.

Que s'est-il passé ensuite ? Avons-nous bu ? Y avait-il du monde autour de nous ? La brasserie bruissait-elle des conversations de mille autres histoires naissantes ?

Je sais maintenant combien n'appartenait qu'à elle cette façon directe, presque têtue, de venir à votre rencontre et de provoquer en retour un emballement de vos paroles et de vos actes, un bouillonnement de vos sens, ou les trois à la fois. Pour la simple raison qu'au-delà de certaine dislocation tectonique qui la secouait parfois des pieds à la tête, tout en elle vous invitait à la suivre et à partager une increvable et ondoyante inclination à la vie, ajustée à son corps, à son cœur et à son âme, comme un long fourreau qu'on lui aurait cousu à même la peau.

La série d'interviews commandées avait constitué pour elle une aubaine. D'abord, la perspective d'augmenter ses revenus lui avait paru séduisante. Mais rapidement, elle trouva plus excitant encore le projet de parcourir la ville à la rencontre de créateurs qu'elle-même aurait choisis. Elle aimait les trajets qui la conduisaient jusqu'à eux, dans leur atelier, leur appartement ou leur brasserie préférée. Tête penchée contre la vitre du bus, dans le défilé des étals de quartiers de viande et des pyramides d'agrumes ou d'aubergines luisantes et pansues, des cageots de laitues, des lots de sous-vêtements et des chaises à rempailler, dans le sillon affolé des coursiers à Mobylette, son esprit balançait au-devant de la rencontre prochaine et de ses promesses.

Le thème des rêves d'enfance ne la laissait pas non plus indifférente. L'une des raisons en était qu'au contraire il ménage un terrain de jeu et d'entente immédiats où chacun peut s'ébattre à son aise. Le bac à sable est un royaume infini, on s'y embarrasse peu des préséances, il y a place pour tout le monde. Les pelles et les seaux se mélangent, on peut faire de beaux pâtés avec les moules du voisin, personne n'en prend ombrage...

Au milieu des pinceaux et des pots de couleurs, le peintre prépara du thé, sortit une boîte de biscuits et tout au long de l'après-midi, ils partagèrent le souvenir des citronnades et du temps où il avait rêvé de devenir clown puis entomologiste. Il lui parla de ses maîtres en peinture, et elle de ses lectures préférées, puis il lui offrit le catalogue de sa dernière exposition et pour finir, lui laissa embarquer tout un pactole de suggestions et de conseils dont elle allait faire son miel.

Comme elle avait du mal à partir et qu'il lui serrait la main un peu longuement, ils décidèrent qu'ils avaient encore beaucoup de choses à se raconter et qu'ils devaient se revoir.

Dans le métro qui la ramenait chez elle, elle se remémora à loisir le doux moment et l'entoura d'un trait de rouge sur son agenda. Elle devait à présent prendre un train de nuit et se rendre à un festival dans une ville du Sud, où l'attendait une autre rencontre.

Le festival durait trois jours, elle partait y interviewer un compositeur et assister à son concert de clôture.

Mais une fois là-bas, elle demeura hébétée par la pensée du peintre et le reflet d'une jeune femme aimable, son reflet, entrevu dans le regard du peintre et qui l'avait liée à lui plus passionnément que ne l'eût fait une déclaration d'amour. Alors un soir, lassée de ranimer sans cesse le souvenir de ce regard où gisait son image, elle accepta l'invitation à dîner du musicien. Momentanément distraite de son obsession pour le peintre, elle put alors se pénétrer d'une autre songerie, stupéfiante et délicieuse : le musicien désirait la revoir très vite, non, la garder auprès de lui, maintenant, tout de suite, et l'emmener dans sa tournée, dans son pays. Sa proposition et surtout la forme qu'il lui donnait tenaient en peu de mots : Ah, là, là, ah, ah..., répétait-il en lui effleurant la main, avec l'air de considérer que tout soudain devenait possible et dans le même temps terriblement compliqué. Ah, là, là, répétait-il donc, en attendant que surgissent d'autres mots, une solution peut-être.

Le musicien était étranger, un pays de l'Est, et sa musique, mélancolique, ivre, déchaînée. On appelle ça l'âme slave. A ses gestes, une façon de cligner très lentement des paupières par exemple, à son allure générale, on ressentait combien tout dans sa vie avait l'air de se faire, ou de se défaire, à la grâce de Dieu. Y compris sans doute de poser au réveil un pied par terre.

L'interview devait avoir lieu dans l'après-midi qui précédait le concert, Marie était émue, ses mains couvertes d'encre, signe qu'elle avait potassé son entretien, et toutes tremblantes.

Il lui demanda si elle souriait toujours comme ça. Oui, enfin... elle ne savait plus bien, s'emmêlait les pinceaux ; entre la marche avant et la marche arrière de son petit magnétophone, la bande finit par emprunter un mauvais chemin et effaça une partie du son enregistré... Il fallut recommencer. Dans son affolement, elle avait perdu cette petite vis qu'on lui avait recommandé de ne pas égarer et, pour ce faire, de toujours la poser au même endroit. Elle chercha. En vain puisqu'elle l'avait en effet posée au même endroit et ne le remarquait pas, elle sourit, s'excusa, s'aperçut que ses mains étaient tachées, s'excusa à nouveau. Il inclina doucement la tête, lui dit de ne pas s'énerver. Puis il demanda s'il pouvait l'inviter à dîner.

Au matin du quatrième jour, elle reprit le train pour Paris et à son arrivée, trouva deux messages. C'est celui-là d'hier soir, annonçait le premier. L'autre venait du peintre qui lui promettait qu'ils se reverraient bientôt.

Ils se rencontrèrent en effet le surlendemain, dans un café chic et daté, proche d'une galerie où ses tableaux étaient exposés. Elle fit le tour du café pour en trouver l'entrée et le vit à travers la vitre, absorbé dans sa lecture. Elle nota la veste bien coupée et la délicate touche dorée que faisait la pochette en soie moirée couleur miel, la serviette en cuir, les carnets de travail étalés sur la table. Par-dessus la monture de demi-lunes finement cerclées, il leva les yeux, elle se tenait debout devant lui et lui tendait la main.

Comme aucun des deux ne savait comment renouer le fil de la rencontre, la carte des consommations fut étudiée avec la rigueur consternée que requiert l'évaluation d'une équation trigonométrique à trois inconnues.

Les oranges pressées enfin servies, le peintre se décida à parler de ce qu'il connaissait le mieux et qui n'en demeurait pas moins la raison honnête de ce rendez-vous. Il lui demanda si elle avait vu sa dernière exposition, puis évoqua les alibis dans sa peinture, et la notion de *repentir*, ce terme qui désigne une modification apportée à un tableau, un genre de rature qui masque les intentions premières de l'auteur, mais les révèle aussi parfois, longtemps après. Stratigraphie, spectres de diffraction, tétrachlorure de carbone, les techniques de restauration et l'analyse chimique permettaient tout cela, bien sûr, mais on pouvait aussi laisser faire le temps, tout simplement. Il s'était amusé à en peindre, lui, des repentirs, de véritables faux repentirs. Un jour, d'ici des siècles, on redécouvrirait peut-être sa peinture, avec, glissés ici ou là, dans le reflet d'un miroir ou la réapparition d'un personnage, quelques secrets bien gardés.

Le prétexte du rendez-vous était de poursuivre l'entretien, mais le lieu choisi était bruyant et Marie n'avait sur elle ni calepin ni stylo. Elle l'écouta raconter longuement, les ciels de Poussin aujourd'hui si rougeoyants, et cette deuxième tête dans le *Laocoon* du Gréco, dévoilée en 1955, qui transformait l'un des fils du prêtre troyen en Janus, tous ces tableaux et leurs secrets témoignages qui l'émouvaient, le fascinaient et dans lesquels il puisait son inspiration. Puis il parla à nouveau d'alibi, le projet d'entretien n'était-il pas une forme de diversion, il souriait timidement, elle sentait qu'il aurait aimé s'assurer de... qu'il se demandait si... Alors, à bon entendeur, il précisa encore que les alibis sont des moyens détournés de dire les choses, d'autres choses. Elle ne répondit rien mais sortit trois livres de son sac. Elle les avait pris dans sa bibliothèque, un simple cadeau. Il devait les lire et c'était à elle de les lui offrir, de lui donner à lui, ses livres à elle, comme un relais et aussi, en témoignage de la gratitude dont elle se sentait remplie à son égard, quelque chose de moelleux et de fondant qu'elle goûtait sans en comprendre l'origine. Car elle ne se souvenait pas qu'il eût rien dit ou rien fait qui provoquât le genre de reconnaissance dont elle se sentait si chaudement enveloppée.

Le peintre ne voulut pas croire que c'était la première fois qu'elle donnait ses livres, il prêcha le faux pour savoir le vrai, fit mine de plaisanter, est-ce qu'elle allait se défaire d'un autre morceau de sa bibliothèque auprès du chef d'orchestre, du philosophe, du comédien ?

Ils se séparèrent à regret, sans avoir déterminé lequel des deux téléphonerait à l'autre. Mais de retour à la maison, elle laissa un message sur son répondeur. Un message qui disait le trouble qu'elle ressentait à le voir, et avant de le voir, à s'y préparer, et encore bien avant, tout le temps, à l'espérer, ô combien, parmi tous les menus signes avant-coureurs et tendres des retrouvailles à venir.

Elle l'avait quitté vers dix-sept heures. Juste le temps de passer chez elle prendre une douche, farcir jusqu'à la gueule un petit sac de week-end, avaler quelques biscottes arrosées d'un reste de bière brune et attraper un foutu train, puis un tortillard, pour un bled où le musicien et son rire perlé la conviaient à poursuivre les prochains concerts de la tournée.

DANS la nuit qui suivit, ces deux-là firent une fête terrible. Une gabegie de préservatifs.

Après la toute première dent de lait recueillie et portée en triomphe sous l'oreiller, après le tout premier écoulement menstruel douloureusement épandu, voilà que pour la première fois... une moquette bien duveteuse, hôtel trois étoiles, mais le petit déjeuner n'est pas compris, face contre terre, Marie en écarquilla les yeux et la bouche de stupéfaction.

Oh !.. 'on 'ieu ! 'on 'ieu-eu-eu ! ahanait Marie qui s'évertuait crânement à jouer du goulot dans un remous de draps, de bite et de jambes qui lui soulevait un peu le cœur. J'aime ton viande, grognait l'âme slave, j'aime tes nichons et j'aime ton cul. Et aussi le lendemain, à pas d'heure, avec dans la voix des roulements de *r* qui lui chavirèrent à nouveau les sens, peux-tu, s'il te plaît, ourrgânizé kâfé...

C'est ainsi qu'il paressa au lit une partie de la matinée, tandis qu'elle beurrait amoureusement ses tartines.

Deux jours et trois nuits s'écoulèrent dans diverses chambres d'hôtel correctement achalandées et sans charme, deux jours et trois nuits de baise entrelardés de fatigue et d'attente ruineuse, dans la voiture pendant les trajets, avant les concerts, puis après, avant d'être servis dans de coûteux restaurants, puis à nouveau dans la voiture, jusqu'à l'étape suivante, avant l'embarquement à l'aéroport, puis après, pour les bagages, pour un taxi...

A l'instant des adieux, il proclama : « Ah ! Grande Pisseuse, je t'appellerai. »

Mais ce fut elle qui passa la journée d'après à s'intimer l'ordre de ne pas décrocher son téléphone, de ne composer son numéro sous aucun prétexte, de résister à la tentation de courir au-devant de sa déconfiture. Ce fut elle qui s'épuisa et finit par appeler, évidemment.

PARCE qu'elle avait prêté l'oreille à des sirènes qui sont comme toutes les sirènes, traîtresses et enjôleuses, mystificatrices, câlines, elle se retrouvait meurtrie d'autant. Comment dire ? Battue ? Blessée ? Cabossée, cognée ? *Contusionnée, mise en compote / en marmelade / avec un œil au beurre noir / poché* ? Robert – seul compagnon loyal ? – n'y allait pas de mainmorte...

Foulée, mâchée, rossée, cassée. Rien à redire, sa peine s'étalait sur trois pleines pages, de l'expression la plus triviale à d'autres plus délicatement bienséantes.

« Comment peux-tu t'étonner ? » s'était exclamé le chauffeur du Balkan World Tour, à qui le cœur avait dit un matin de prendre de ses nouvelles. Elle l'appelait le chauffeur, ce qui était vrai, il la traitait de groupie, ce qui la mettait hors d'elle parce que c'était faux, hurlait-elle.

Comment pouvait-elle s'étonner ? Comment avait-elle pu croire qu'il s'agissait d'autre chose que d'une simple aventure ? Une bonne fortune pour lui comme pour elle ?

Elle n'avait rien osé répondre, tant ce qu'elle avait cherché – et au fond le savait-elle ? – lui semblait éloigné des intentions que tout le monde lui supposait.

Tout le monde, y compris le chauffeur, le seul qui ait été vraiment amical à bien y réfléchir, le seul, parmi les quarante-cinq musiciens, trois choristes, vingt machinistes et l'attachée de presse, une vraie furie, qui ne l'ait pas lorgnée avec ce mélange si dévastateur d'ironie et de froid dédain.

Le seul qui n'ait pas persiflé. Peut-être parce que sa situation de chauffeur valait sa place à elle de groupie et qu'ils se retrouvaient tous deux unis à l'enseigne de la servitude.

Quelle morale désastreuse fallait-il extraire de toute cette histoire ? Qu'elle avait tenu son rang de premier valet de la chambre du roi, une sorte de domestique en livrée élégante, au bras duquel Sa Grandeur s'était promenée sans pourtant paraître faillir... mais que les groupies honteuses doivent finir avec les chauffeurs ? C'est un fait.

Ce soir-là, pour se remémorer plus à son aise cet épisode cuisant d'amour et de déshonneur, tragique et incompréhensible, elle descendit chez l'Arabe, au coin du boulevard, et fit sa fête à la première bouteille venue. Elle racla un fond de pâtes avalé à même la casserole, se mit au piano avec détermination et peu de résultat, retourna à la cuisine allumer une cigarette et une grande mèche de ses cheveux au-dessus de la gazinière.

Dans ce va-et-vient qui n'attendait rien ni personne, elle sirota jusqu'à la lie la coupe de la honte et du dépit, et, après avoir encore une fois, de façon copieuse et assez sonore, envoyé le musicien, se faire *approfondir, transpercer, traverser. spécialt. par sodomie*, elle tituba jusqu'à sa chambre, rangea Robert et mit son ivresse un peu lourde au dodo. Demain serait un autre jour, Dieu merci.

LE lendemain, le peintre la rappela. Elle en fut touchée. Mais ses préoccupations demeuraient exclusivement tournées vers le musicien.

Elle pensait qu'il n'appelait pas, qu'il n'appellerait probablement plus jamais, puisqu'il l'avait possédée une fois et qu'en plus... Une empêcheuse, voilà ce qu'elle était, une empêcheuse de se raconter des blagues, de jouir ni plus ni moins du petit cul qui se présentait, et pourquoi pas celui-ci plutôt qu'un autre, oui, pourquoi pas, il avait fait de son air si plein d'accablement, après tout, c'est la vie, Grande Pisseuse.

Pourtant, il avait dit... Sa femme à l'étranger, lui à Paris, qu'en somme ils n'étaient plus trop mariés. Suffisamment quand même pour qu'à la descente de l'avion, chacun s'en retourne benoîtement chez soi.

Elle ne savait que répondre au peintre, lequel ne manqua pas de noter l'absence inhabituelle d'enjouement dans sa voix. Que s'était-il passé ?

Mais il n'y avait rien à dire. Rien qui ne risquât de le blesser inutilement. Elle se sentait trop abattue et nauséeuse pour déguiser son mal de crâne en humeur riante et son jeu à lui ne contenait certes pas toutes les cartes, quant au sien... En somme, elle resta si évasive qu'à l'instant même – ne l'aviez-vous pas déjà interviewé ce compositeur, comment s'appelle-t-il déjà ? Milosch Goulash ? – il avait su de quoi il retournait exactement.

Elle n'y était pas repartie pour l'interviewer, n'est-ce pas ?

Elle lâcha une semi-vérité, une délicatesse de pauvre, détourna la tête du combiné. Non... elle y était retournée pour sa musique.

Que s'était-il passé ? Elle ne le savait pas elle-même. A la lumière de quelle expérience pouvait-on expliquer le retentissement moral si lourd d'un événement à ce point minuscule ? Il n'y avait pas d'événement. Que le vide de l'absence, une sonnerie qui ne retentit pas, l'épaisseur de ce silence-là. Et elle, la femme du rien, la femme de peu, que l'on ne demande pas en mariage, à qui l'on ne fera pas d'enfant. La femme serviable, qui court au-devant des hommes et de leur désir. La femme du non-événement.

PAUVRE pomme ! avait lancé le chauffeur qui lui téléphonait lui aussi, de loin en loin. Pauvre pomme, lâchée entre la branche et le sol.

Le chauffeur était à Metz où il accompagnait le musicien dans sa tournée. C'est accueillant ton pays, c'est joli, il avait fait. Sans blague, c'était bien la première fois que Marie entendait une chose pareille sur cette ville, sa gare, ses remparts, ses garnisons, si, si, c'est mignon, mais vraiment, tu me sidères, il avait rigolé, un rire franc, sonore, allez, c'est pas grave, prends le bon, jette le mauvais, oublie.

Il voulait bien – dis, tu veux bien ? avait-elle imploré –, oui, il voulait bien la tenir au courant. Avait-elle déjà été remplacée ? Il devrait lui raconter ses moindres faits et gestes, elle préférait savoir, il promit. Mais quand même, tu me sidères...

Elle répondit qu'elle ne comprenait pas les hommes, qu'elle ne pouvait même pas prétendre tirer les enseignements de cette histoire – quelle histoire ? –, car il lui semblait qu'il était toujours question pour elle d'un attachement à quelque chose qui n'existait pas.

Tout de même, elle trouvait que les femmes, celles qu'elle connaissait tout au moins, n'envisageaient pas leurs affaires sentimentales comme de simples aventures. Elles pouvaient les considérer comme telles a posteriori, oui, c'était ça, rétrospectivement, de ces histoires dont on constatait plus tard qu'elles n'avaient rien donné, aucun fruit, à l'horizon desquelles aucun possible ne s'était dessiné, mais elles aimaient qui les aimait, s'attachaient à qui s'attachait à elles, se calaient en creux.

Elle était triste, fâchée. Elle connaissait heure par heure la feuille de route du musicien, deux jours avant, elle en était. *Il y a. Il n'y a plus.* Ce soir Metz, hier Saint-Etienne, demain Sochaux, une charmante bourgade où on fabrique des pneus et où elle aurait élevé leurs dix-sept enfants s'il le lui avait demandé.

Il y a deux jours, elle faisait partie de sa vie jusque dans son intimité la plus anodine, lorsqu'après la douche il entretenait sa barbe de trois jours tandis qu'elle se brossait les dents, comme s'ils avaient déjà passé trente ans dans la même salle de bains. *Il y a. Il n'y a plus.* Creux, béance, trou, vide, vague chimère, inutile, imaginaire...

A présent, elle devrait impérativement revoir le peintre pour se distraire de la peine que lui causait l'absence du musicien. Une dépendance succédait à une autre dépendance. Ce qui servait à combler le manque en créait aussitôt un autre. Un manque viscéral qui lui coupait le souffle et la laissait apeurée, en pleur, quelque chose sur quoi elle s'aperçut qu'elle ne savait mettre aucun mot.

RESTAIT la fameuse série d'entretiens, presque achevée.

Marie avait rencontré deux chefs d'orchestre, plusieurs écrivains, autant de cinéastes, un astronaute, un cardinal. Tous avaient levé avec beaucoup de grâce un petit pan du voile de leur enfance, aucun n'avait perdu de vue celui qu'il avait été autrefois. Elle remettrait sa copie le lundi suivant et d'ici là, s'en irait déjeuner chez l'un de ses vieux amis, artiste lyrique basque espagnol qui officiait dans les chœurs de l'Opéra de Paris et la faisait s'empiffrer de gâteaux à sa place parce que lui aussi avait le mal du pays.

Peut-être saurait-il l'écouter et la consoler

de tous ces hommes qu'elle avait rencontrés, qu'elle aimait pour certains et qui ne l'aimaient pas, qu'elle aimait peut-être parce qu'ils ne l'aimaient pas, ou l'aimaient seulement à moitié.

Egarée dans le gribouillis de sa tristesse et des questionnements sans fin qui l'accompagnaient, l'œil rivé aux plis écossais du giron de sa voisine de métro, elle en oublia de descendre à la bonne station et dut refaire le chemin en sens inverse pour attraper sa correspondance.

Il faisait beau, c'était un dimanche lumineux et venteux comme une matinée de bord d'Océan et elle se dit qu'elle aurait plus volontiers rejoint le peintre à la campagne. Ils auraient peut-être pris la voiture pour aller manger, lui des huîtres, elle, elle ne savait pas, elle n'aurait sans doute pas eu très faim et aurait chipoté le contenu de son assiette, puis émietté sur la nappe tout son pain, et le sien, lapé son vin blanc sec à petites gorgées répétées. Elle aurait été émue et heureuse, gaie et surprise de se retrouver là, dans le vent et la lumière, à ses côtés.

Mais elle n'était pas la femme des dimanches. Elle était la femme de l'entre-deux, inscrite en creux, dans l'ombre et le secret. Elle était la femme de passage, dans des lieux de passage où les lavabos sont nets et les draps amidonnés et raides comme du carton-pâte, où les noisettes de savon sont distribuées dans le saint respect des lois de l'Intendance, *dose pour un shampooing*, est-il mentionné sur l'emballage, et où il ne reste jamais rien de ces mignardises enrubannées après que vous en avez ôté une fois pour toutes l'enveloppe soyeuse.

Faut-il alors se laver ou bien emporter son trésor ? se demandait-elle en rêvant au modèle familial des tubes de dentifrice de son enfance.

Elle trouva son ami affairé au milieu des casseroles et de la vapeur, de pâtes et de crèmes épaisses dont les bulles crevaient sur le bord en exhalant des soupirs de vieillard poitrinaire, enveloppé dans son grand tablier et si bien empêtré dans ses affaires de cœur, fumerolles, laves et cendres mêlées, que ses histoires à elle tombèrent rigoureusement dans l'oreille d'un sourd.

De retour chez elle, l'estomac alourdi par le souvenir récurrent du plat de morue à l'ail et des mouillettes trempées dans l'huile d'olive, et toujours lestée d'une vague amertume, elle lança quelques messages sur le répondeur du peintre.

Sans grand espoir. Elle connaissait bien les affres de ces dimanches dont elle ne faisait pas partie. Les nuits grises et les jours gris d'après ivresse, la descente, raide, le manque, l'attente, l'espoir, le canapé, l'attente, son lit, l'espoir. Ou alors – était-ce préférable, pire, égal ? – le rien, le manque et l'attente, le regret, le sentiment qu'une femme croise un homme et ne le rencontre pas, le canapé, le souvenir, l'attente, l'horreur de l'ordinateur, *vous ne venez pas de recevoir de courrier, vous n'allez donc rien lire tout de suite, ni plus jamais d'ailleurs, qui sait*, l'horreur de ces villes où elle avait aimé, s'était sentie aimée, et qui resteraient à jamais nimbées de cet espoir où elle flottait à présent comme dans un habit trop grand pour elle.

Pourtant, dans ces mêmes villes, quelque temps auparavant, elle allait, comme offerte, pleine d'appétits, d'un désir d'accomplissement, quelque chose d'enragé, de copieux et d'éblouissant à la fois, elle souriait, oui, le cœur dilaté, au nez et à la barbe des passants.

Près des marronniers qui tendaient au ciel les branches encore miséreuses et nues de l'hiver, les moineaux tournoyaient, le soleil nimbait les façades les plus laides, tous les immeubles ouvraient grand leurs fenêtres, chacun s'empressait de réchauffer sa demeure.

Aux oreilles excédées, le bruit des moteurs semblait soudain une clameur plus vague. La boulangère souriait elle aussi, et il lui semblait que chacun s'en retournait, la baguette sous le bras, avec dans les yeux un peu de cette reconnaissance miraculeuse.

Tout valait alors la peine qu'on se mette beau, qu'on se parfume, qu'on se promène comme si rien n'avait d'importance. C'était un même mouvement d'âmes réjouies, confusément nourries d'indulgence, une secrète et unanime jubilation des cœurs, son printemps à elle, qui la faisait sourire au musicien, à la vie retrouvée et dans ses mains déployée, et en pensée, sourire pareillement au peintre. Elle s'était sentie belle et forte, fatiguée, décoiffée, sans peur et sans aucun reproche, elle s'était sentie leur incomparable.

ELLE appelait désormais le peintre chaque jour. Et chaque jour à la même heure, sa voix, à l'autre bout du fil, l'assurait de sa présence, de son indulgence à lui laisser à elle, la goulue, l'affamée braillarde sans repos, téter le suc de propos aimables et anodins qui coulaient en elle comme une douceur sacrée, le miel de temps immémoriaux d'avant les mots, d'avant la raison.

Ce qu'ils pouvaient se raconter n'avait pour elle aucune importance, d'ailleurs, d'un jour à l'autre, il y avait peu à dire et ce peu-là, elle ne l'écoutait même pas vraiment, concentrée qu'elle était à savourer sa belle trouvaille : non pas la souplesse un peu voilée du timbre, non, mais la voix elle-même dans sa matérialité première, ce signe que le peintre était là comme il avait dit qu'il y serait.

Cette promesse cent fois renouvelée et cent fois tenue fut source d'un émerveillement dans lequel elle prit soin d'étayer à chaux et à ciment sa petite âme friable. L'affection du peintre, la réassurance sans faille de sa bienveillance, constituait pour elle un trésor qu'elle contemplait sans fin, avec ce sérieux considérable que mettent les enfants accroupis sur le sable à sonder l'opalescence passagère d'un éclat de verre miroitant au soleil.

Elle s'encordait dans la puissance de l'émotion, et plus encore dans la pérennité du sentiment, roulait dans sa tête et dans son cœur la parole aimante comme l'on fait d'un petit caillou qui n'est précieux que par le don qui vous en a été fait, que l'on caresse presque par mégarde, riche de cette certitude – au moins celle-ci ne fera de tort à personne – de toujours le trouver, remisé au chaud, dans les plis de sa poche.

Lorsque c'était au tour du peintre d'appeler, elle laissait le téléphone sonner trois fois et s'emparait du combiné juste avant que le répondeur ne se mette en marche. Elle savait que c'était lui et son bonheur tenait dans ses trois sonneries où rien n'étant encore advenu, rien ne finirait jamais non plus.

Puis elle se mit à l'appeler deux fois par jour, parfois trois. Car rien ni personne ne pourrait jamais l'assurer que ce que le peintre lui avait dit, elle l'avait bien entendu, ni que ce qu'elle avait entendu – mais n'avait-elle pas cru l'entendre ? –, le peintre le lui avait bel et bien dit.

Dans le moment même où elle décrochait le téléphone, l'angoisse que tôt ou tard la communication prendrait fin et qu'il n'en resterait rien – l'avait-elle rêvée ? –, l'angoisse surgissait, imparable, béante, et il lui semblait déjà que l'éclat de verre et ses reflets irisés redevenaient ce qu'ils n'avaient peut-être jamais cessé d'être : de vulgaires tessons de bouteilles que les adultes avisés ont bien raison de rejeter à la mer en faisant les gros yeux.

Durant quelques mois, chacun se tint ainsi à l'un et l'autre bout de ce précieux malentendu. Tandis que le peintre parcourait à pleines mains les contours charnus de sa rêverie, l'harnachant de cuir, de clous et de sombres cuissardes, sa vie à elle se trouvait suspendue au retentissement ou non d'une sonnerie, ce goutte-à-goutte de malheur qui battait sans répit la mesure de l'absence.

Il arrivait qu'il vienne chez elle, la déshabille et la dessine longuement. Entre deux séances, il la caressait et lui demandait aussi de se caresser pour lui, puis il jouissait sans faire de bruit. Elle reprenait alors sa pose, calme et rêveuse, se rassemblait sous les traits de crayons, dans de belles esquisses à la sanguine, se fondait dans l'empâtement et le glacis des tableaux à venir. A la fin de la journée, elle se mettait au piano et cabriolait entre marches et passacailles, jambes écartées, pieds bien à plat, droite et campée sur son tabouret.

Chez un compositeur, elle aimait la rondeur et l'impertinence joyeuse, chez l'autre le long ressac de la phrase qui tourne sur elle-même, s'exaspère et retombe, chez un troisième la précision et l'absence de redondance, l'émotion sourde, rigoureusement enserrée dans la carrure ascétique de la partition et la lecture sans emphase qu'elle tâchait d'en donner. Les derniers accords sonnaient le départ du peintre, son retour à une existence contractuelle et légitime dont elle ignorait tout, Marie se rhabillait et regagnait sa solitude.

Et puis un jour, il lui offrit un beau livre de peinture pour lui dire qu'il ne pourrait jamais lui donner ce qu'elle espérait et la quitta définitivement.

Assise à son clavier, Marie revint alors au rythme tendre des barcarolles, au mouvement berceur et modéré de la valse. C'est là que se joue la musique, d'une note à la suivante, dans l'intervalle, le balancement et l'attente.

JE crois que j'ai toujours su combien nous n'étions pas faits pour vivre ensemble, combien elle allait toujours m'échapper, dans les sourires comme dans les larmes. Ce n'était pas ma faute et j'imagine que ce n'était pas la sienne non plus. Quelque chose en moi le sut sans doute très précisément le jour où nous fîmes l'amour pour la première fois et que j'eus le sentiment étrange de tenir dans mes bras une poupée de chiffon, adorable, souple et indifférente, avec ses yeux trop grands, sa bouche arrondie et sa frange en brins de laine.

Elle était là sans y être, douce et souriante et cependant absente, réservant fermement son mystère et son corps cadenassé. Mais elle restait malicieuse et turbulente, joyeuse, jusque dans sa façon de se défiler et de se dérober à mes caresses, et moi, tout à l'excitation de vaincre ses peurs, je m'attachais à elle et à ses réticences, autant qu'à la jouissance redoublée de les sentir parfois s'amoindrir ou voler en éclats, quand, à force de douceur et du brusque déferlement de mon ardeur mêlés, un léger murmure – ô Dieu de miséricorde – soudain lui échappait. Lorsqu'elle se penchait vers moi et m'entourait de ses deux bras, je sentais palpiter la veine de son cou et m'enivrais du parfum de sa peau, elle était fraîche et sentait bon, j'adorais la respirer.

Noël et toutes les cérémonies, anniversaires, réjouissances familiales diverses qui rythment le cours de nos vies, tout cela continua de se passer chez mes parents. Des siens, je savais ce qu'elle m'en racontait, elle ne me les présenta jamais. Je fus d'autant plus étonné de la facilité avec laquelle elle tissa presque d'emblée des liens d'affection avec les membres de ma famille, et je ne me lassais pas de la voir virevolter de l'un à l'autre, prendre part au lot ordinaire des commémorations, frasques, heurts et malheurs, chamailleries anciennes et un peu rances qui forment le ciment des familles. Elle aimait ma mère et ma mère trouvait naturel d'aimer cette jeune femme qui aimait son fils et que son fils aimait. Elle aimait ma mère et sa façon de nous attendre et de garder au chaud le repas du soir quand nous arrivions transis de nos promenades de bord de mer sans avoir pris la peine de la prévenir de notre retard. Et je crois bien que si Marie me reprochait chaque fois ma paresse, elle préservait aussi, secrètement, ce manque d'égards qui lui permettait, à quelque heure de la nuit que ce soit, de trouver allumée la petite loupiote de la chambre qui nous était réservée, et sur la table de chevet un bouquet de roses ou d'hortensias, et sur la chaise les gants, les serviettes de toilette propres et les savonnettes comme deux camées délicats. Peut-être Marie avait-elle ravivé chez ma mère le souvenir de tendresses anciennes. Du grenier où elle avait fouillé les armoires, les malles remplies de linge, d'albums de photos et de cahiers d'écolier des générations passées, tout un fatras d'affiches, de vieux 45 tours et de cartes postales, jouets anciens, berceaux, épinglettes et fers à friser, instruments de musique, képis, bibelots, machines à coudre, chevalets, râpes à tabac, boîtes et pots, pipes d'époques et de provenance diverses, Marie avait aussi exhumé sans le savoir la mémoire d'une enfant disparue trop tôt, dont il avait été exclu qu'à la maison quiconque reparlât jamais.

Marie chérissait mes parents, la place qu'elle s'était faite auprès d'eux, et la grande propriété, une bâtisse trapue et sans charme mais embellie par une cascade de glycines aux beaux jours, le parc rempli de pommiers et d'ormes centenaires, les neveux et nièces qui venaient régulièrement y passer les vacances et jouaient à s'y perdre, tout ce petit monde immuable et grouillant qui la réjouissait et m'assommait un peu, pour les mêmes raisons.

Les changements la déphasaient et elle était finalement assez casanière, mais toutes ces années, on peut dire que nous avons voyagé au cœur de ce domaine familial, dont nous avons sillonné les allées, exploré les moindres bosquets, ramassé toutes les pommes, confectionné bon nombre de tartes et de compotes, émondé les rosiers, retourné les terres en jachère, ratissé le gravier en été et les feuilles mortes à l'automne.

Bien sûr, je sentais confusément combien c'était tout cela qu'elle aimait à travers moi, tout cela bien plus que moi peut-être. Mais plus je la regardais vivre et plus je l'aimais, gaie et triste, agitée, changeante comme un ciel d'orage, radieuse dans le bonheur, irradiée dans la douleur, lorsque du haut de l'abîme où elle se laissait engloutir je tentais mes pauvres sauvetages, au risque d'y sombrer parfois moi-même, dans la détresse et dans les pleurs, je l'aimais plus encore.

JE ne saurais pas vraiment dire à quel moment Marie commença d'aller mal. Ou plutôt, à quelle époque exactement les premiers symptômes identifiables se manifestèrent. Il y avait eu cette fausse couche, à six semaines, sans même une franche hémorragie, un matin, aux toilettes, ce sont des choses qui arrivent, elle n'eut pas l'air d'en faire un drame. Le ventre des hommes ne porte aucune promesse et leur mémoire de nature oublieuse s'encombre encore moins des faillites accidentelles. En dehors de cet épisode que je ne parviens pas à dater, il me semble que ce fut comme un lent glissement. Il y eut d'abord tout le temps où je ne me rendis compte de rien, puis celui sans doute où je ne voulus pas voir. Elle travailla moins, puis plus du tout, mais le manque à gagner n'était pas considérable et je ne m'en alarmai pas. Elle s'enferma de plus en plus souvent à la maison, au milieu de ses cahiers et des cendriers pleins, et lorsqu'enfin elle s'habillait, c'était pour disparaître des nuits entières. A ses absences succédaient de lestes volte-face ou de confuses explications, puis elle se taisait, assaillie par un sentiment d'exaspération suivi d'un morne accablement, lesquels la laissaient également impuissante à déceler l'objet de sa tristesse et de la colère diffuse qui l'éreintait. Comme si un cri lui était resté dans la gorge, qu'elle aurait voulu empoigner, extraire, une dent malade, le genre qui empoisonne le sang et contamine tout l'organisme.

Mais elle ne parvenait à rien et s'embourbait, noircissait des pages et des pages pour réécrire à l'infini une seule phrase, tournait pendant des heures autour d'un adverbe. Je l'écoutais et l'encourageais du mieux que je pouvais, m'employais avec des ruses de Sioux à lui faire relever ici l'artifice de qualificatifs qui ballonnaient son paragraphe, là d'autres tournures alambiquées. Peut-être alors valait-il mieux écrire comme ça venait, comme elle pensait, oublier ce travail obsessionnel de recomposition qui démembrait la phrase en fragments épars, la ravivait un temps, et pour finir l'épuisait. Peut-être fallait-il accepter la phrase dans son premier jaillissement et noter les mots, vaille que vaille...

Elle les notait, en effet. Des mots sans continuité et sans danger, îlots, fractions irréductibles à l'empêchement d'écrire, sur les murs, au pochoir, dans la cuisine, au creux de la main, rdv Mme C., lait, sucre en poudre, pharmacie, elle s'en barbouillait les doigts, encre, éosine, blanc correcteur, et dans ses cahiers charriait ses mots, secrète fierté du soutier, à grandes pelletées, tout au fond de la cale.

Peut-être lui fallait-il aussi voler le temps de l'écriture. Impérativement. Comme la pomme de terre qu'elle piquait à l'étalage, en plus du reste des courses qui passaient recta à la caisse. Une patate, un poivron, un citron parfois, une paire de collants pour varier, des broutilles, des choses pour la maison, éponges, torchons, produit d'entretien pour les raclures de chiottes et de bidet. Elle faisait ça très bien, un naturel désarmant, on avait observé son manège un bout de temps, je l'appris plus tard.

Alors, voilà, les collants, elle les déballait dans la cabine d'essayage, sous une pile de chemises de nuit, elle calait proprement les petites boîtes en carton entre le mur et le miroir, puis elle s'en allait reposer les chemises de nuit, chacune sur son cintre, les poches bourrées de cinq paires d'opaques et satinés, ou dix ou quinze, ça dépendait de la doublure du manteau, ça dépendait de l'ampleur du trou... A force, ça faisait tout le tour, un matelas de bonne épaisseur. A la caisse, elle passait comme une fleur, au revoir madame, bonne fin de journée. Ça la rendait infiniment aimable, ce genre de vol. Très amène et causante avec les vendeuses et les gardes-chiourme, le petit personnel. Véritable et ponctuel attachement aux gens de peu, ceux qui triment. Ces boulots-là aussi elle les avait faits.

Elle accomplissait ses forfaits à peu près n'importe où et n'importe quand, et par la suite j'ai su qu'elle avait volé quantité de savons, de serviettes, housses de couette, nappes, tissus d'ameublement, et à Noël, des guirlandes et des fruits confits, du papier de soie, des sujets en pain d'épice, des rubans, des sequins, des perles au godet, en bois, en verre, en nacre...

Un beau jour, forcément, je l'ai récupérée au poste.

JE la trouvai sagement assise, passant et repassant l'index sur les plis de sa jupe. Elle s'était pliée poliment à l'interrogatoire et n'avait rien nié, comme une enfant qui s'apprête à recevoir la correction qu'on lui dit qu'elle a méritée. De mon côté, je bataillai ferme et eus toutes les peines du monde à convaincre le commissaire de ne pas donner de suites à la plainte déposée par le grand magasin où elle venait de se faire cueillir pour la deuxième fois. En échange de quoi, elle devait accepter, ce qu'en réalité elle fit sans y opposer la moindre résistance, d'aller consulter un médecin le plus rapidement possible. Sans mot dire, elle se laissa ramener à la maison, je la dévêtis et la couchai, elle s'endormit d'épuisement.

L'un de mes amis possédait les coordonnées d'un bon psychiatre, une adresse fiable, avait-il insisté, et rendez-vous fut fixé au surlendemain. Dans l'intervalle, Marie resta parfaitement abattue, avec parfois un sourire faible à travers le rideau de larmes qui lui couvrait le visage en un flot à peu près ininterrompu. Lequel flot pouvait éventuellement s'abattre avec une force redoublée, si par exemple, et par malheur, à table, levant gentiment les yeux vers elle, je lui demandais de me passer le sel.

Chez le médecin, Marie retrouva par instants un peu de sa vitalité, et à la maison le bénéfice s'en fit ressentir. Elle prenait plaisir à me détailler le salon d'attente et l'état d'apaisement que l'on éprouvait, sitôt franchi le seuil du cabinet. Je crois qu'elle était heureuse de me faire partager le soulagement que lui apportait cette aide, ce qui se racontait lors de ces séances, du moins au début.

Elle avait une façon particulière, toujours la même, de s'absorber dans le droit fil des lourdes tentures qui se trouvaient à sa droite et délimitaient l'accès aux appartements privés du médecin, ou de fixer certain petit coin de plafond aux moulures blanches, mates et régulières. Ou bien encore, de raconter des petites choses de rien, en passant l'ongle de son pouce dans les sillons de l'accoudoir du fauteuil, là où le vernis acajou avait sauté en d'autres temps, sous le coup d'angoisses similaires aux siennes, sans doute, et répertoriées entre les pages d'un dictionnaire de psychiatrie bien touffu.

Oui, elle avait déjà volé. Du parfum. Mais c'était loin tout ça. Dans une grande surface, elle avait neuf ans. Un flacon d'essence de muguet tombé par terre et vaguement roulé sous le présentoir – *alors c'est pas du vol, maman, si on ramasse par terre ?* –, elle est née en mai, c'est le mois de Marie, le mois du muguet. La mère n'avait rien dit, elle avait juste eu un drôle de petit sourire, un qui fit peser des tonnes le flacon au fond de la poche. Qui le fit débarouler dare-dare dans le premier caniveau venu. De toute façon ça puait ce truc, et puis c'est pas grave, elle aime pas le muguet.

Un genre d'enfant robuste, elle suppose qu'elle était comme ça à l'époque, oui, sur les photos on pouvait voir sa belle mine, son ventre replet, on disait qu'elle ne faisait pas pitié, et que c'est bien, c'est mieux de faire envie, ça vaut mieux que de faire pitié, et aussi qu'elle avait du caractère, oui, on disait ça... cette enfant respire la santé.

Elle se souvenait bien du trajet qu'elle effectuait quotidiennement, le chemin pour aller de la maison à l'école, et elle, courant, chantant et pleurant, croyant à la rémission... De quoi, pour qui, elle ne savait pas, le mot lui était venu comme ça. Sur le chemin, une enfant robuste, menant ses chagrins avec conviction et une tristesse rigoureuse, s'instruisant à haute voix et sans relâche de la bonté des êtres, de la beauté du monde, de toutes ses merveilles, et d'une viande molle et filandreuse, son insondable mystère...

A l'école, ses petits fiancés d'alors essuyaient leur morve du plat de la main et laissaient dans sa bouche des baisers au goût de suppositoire. Dans l'obscurité des séances de cinéma pédagogique, gaulage des noix en Dauphiné, labourage, pâturage, fleuves et rivières de France, elle avait longuement farfouillé sous de blancs tricots de peau et d'amples culottes... Oh la jolie leçon de choses ! Oh le joyeux apprentissage ! Non, elle n'était jamais malade. Et c'était aussi le cas de Caroline et de Sophie, que Marie, le gilet jeté sur les épaules et l'air confit d'une institutrice en grand conciliabule, habillait, déshabillait, rhabillait, fessait et promenait, selon l'usage dévolu aux poupées. A la première, il manquait le bras droit et des cheveux par poignées entières, tandis que la seconde était borgne et unijambiste, et sans doute n'avaient-elles à s'en prendre qu'à elles-mêmes. Marie avait beau s'ingénier ensuite à rafistoler les membres invalides, suturer toutes sortes de béances polymères en un audacieux torchis de papier crépon, Scotch et carton de rouleaux papier toilette mâché, une fois couchées dans leur landau, si Caroline pouvait encore masquer ses diverses infirmités sous la couverture – quelqu'un, l'un des frères ? le lapin ? lui avait aussi grignoté l'auriculaire du bras restant –, Sophie, voyez comme sont les enfants, ne voulut plus dormir que d'un œil, s'obstinant à fixer de l'autre l'uniformité crémeuse du plafond.

A l'automne, on partait en promenade parfaire ses collections de glands, brindilles, marrons, puis le soir on fabriquait de grandes tartes et la maison sentait le lait et le sucre recuit. Elle, tout contre le tablier maternel, et frissonnante du bonheur d'entendre la pluie tambouriner au-dehors, elle découpait à l'emporte-pièce, dans le long ruban d'une chute de pâte, des bonhommes, des cœurs et des quartiers de lune...

Parfois, une exaltation sourde lui pinçait la gorge, qui lui faisait grimper quatre à quatre les marches vers sa chambre et s'assurer à haute voix que ses poupées n'auraient pas froid. Pleine d'une ferveur transie, serrant contre elle les jolies manchotes de Celluloïd – mon Dieu ! Faites que je sois toujours au chaud dans ma maison ! –, elle adressait sa prière à qui voudrait bien l'entendre. Ces soirs glacés étaient les soirs de soupe, tarte aux pommes, un bisou et au lit. Marie nichait alors son visage au creux de celui de sa mère et là, entre l'aile du nez et le plein des pommettes, léchait encore un dernier rabiot de farine pour la nuit.

Dans la maison, à côté du landau des poupées, logeait aussi un lapin. Petite boule blanche à la fourrure palpitante, albinos crétin qui chiait sous la couette de sa maîtresse tout à fait contre son gré. Sur-quel-ton-devrais-je-te-le-rappeler ? tambourinait-elle de l'index entre les deux yeux de la bestiole... Comme la patience de l'une et l'entendement de l'autre avaient de fort strictes limites, le lapin reçut quelques dégelées dont le bienfait éducatif n'est un secret pour personne et qui lui atomisèrent promptement la cervelle.

Il devint fou et se mit à croquer le gras du mollet de ses hôtes de plus en plus profond et jusqu'au sang. Il n'y avait pas de jardin, on l'isola donc sur le balcon et chacun pour changer la litière, dut chausser sa paire de bottes. Mais le lapin sautait toujours plus haut et un jour de grande lassitude, la mère qui lessivait sa terrasse lui dit d'aller là-bas voir un peu si elle y était, et d'un discret mouvement de balai-brosse, l'expédia dans l'autre monde, quatre étages plus bas.

Le père qui passait par là avait ramassé la

dépouille pour en faire cadeau sans tarder à une agricultrice de sa connaissance, mezzo de grand talent et pupitre quasi voisin du sien à la chorale des Edelweiss, qui arrondissait ses fins de mois dans le commerce des peaux de ce genre.

Des autres poupées, bêtes à plume ou à poil de son enfance, oiseau, mulot neurasthénique, chat du voisin parti en cure, etc., Marie voulait bien admettre sans façon que les séjours avaient été ratés et brefs que c'en était une vraie calamité. Le médecin eut un sourire fin et se leva, ils s'arrêteraient là pour cette fois.

Jusqu'à ce que lui reviennent peut-être un jour, une fois qu'elle aurait abandonné ce qu'elle prenait pour d'habiles manœuvres de diversion, d'autres souvenirs, d'autres larcins peut-être, et avec eux le poids d'autres chagrins.

Et il lui revint en effet qu'enfant, hormis le flacon d'essence de muguet, elle avait volé à d'autres reprises. Personne dans son entourage ne le sut jamais. Des jouets. Ceux d'autres enfants. Pas n'importe lesquels. Juste des miniatures. De vêtements, de meubles, napperons, verroteries, amours de guéridons en bois verni et baignoire de faïence blanche, tout l'attirail de maisons de poupées solidement édifiées. La mère d'une petite voisine chez qui elle avait grappillé finit par s'apercevoir de la disparition du joli mobilier. Au goûter d'après, elle fusilla l'enfant du regard qui, toute penaude, se délesta de son racket.

Mais de ces cruelles après-midi récréatives,

Marie avait tout de même réussi à conserver un minuscule pichet d'étain et sa mignonne cuvette assortie, avait posé le tout sur sa table de nuit et pleuré à chaudes larmes. Car rien de tout cela ne lui appartenait, elle le savait, et elle comprenait tout aussi sûrement que, ne pouvant se résoudre à rendre l'objet, elle ne pourrait jamais non plus se l'approprier. Non, elle n'était jamais malade. Juste peut-être, au matin, une légère marbrure autour des yeux. Toutes ces nuits passées à empoigner son sexe comme une forcenée, agrippée à elle-même comme une misérable coquille à sa roche nourricière, pour s'écrouler enfin dans le sommeil et oublier toutes ces choses qui, même volées, ou parce qu'elle les volait, ne lui appartiendraient jamais.

Plus tard, dans ce repaire de receleuse foutraque qu'allait devenir la vie de Marie, on trouverait toutes sortes d'hommes, avec épouses, enfants et maisons en dur, convoités sans relâche, de la même manière. Peut-être ne pouvait-elle être l'épouse d'aucun et devait-elle se résoudre à devenir la maîtresse de plusieurs, seconde, dans l'ombre et dans l'attente, mais aussi, avec un peu d'organisation, aimée et choyée selon les intermittences de son cœur à elle, chaque homme remplissant de sa présence momentanée l'absence tout aussi passagère de l'autre, à tour de rôle.

Il y aurait un mari, puis quelques allées et quelques déconvenues auprès d'hommes qui ne voudraient d'elle qu'en partie. Et d'autres plus disponibles, qu'elle quitterait parce que cette situation dont elle rêvait ne lui était pas familière et qu'elle n'y trouvait pas sa place.

Parfois, le type même de la disponibilité et de la normalité, on pouvait dire. Chaque chose à sa place, rangement, soin et petites manies, brave Mathurin arrimé à sa voile, fade, un peu gras, un peu trop sucré, tiré à la courte paille et mangé le premier... Le genre qui pouvait la baiser une nuit entière sans jamais faillir ou plier. Sur le métier, indéfiniment remettait son ouvrage... Sa ferveur était rare, son mystère, inexistant. Lorsqu'il la lapait et la biberonnait, l'avalait tout entière, insatiable soiffard, son sourire, fendu jusqu'aux oreilles, revenait alors lui baver sur l'abdomen... En définitive, oui, elle jouissait. A ce sexe érigé avec une si belle prestance, la maîtresse reconnaissante... puis elle s'abattait lourdement sur l'oreiller. Jamais elle ne pourrait aimer un homme qui mangeait et déglutissait de façon si écœurante.

Ni cet autre qui goûtait en elle l'illusion et l'ivresse de ses propres tourments, les vertus de l'amour par procuration, le peu d'exigence des boîtes vocales, cette sagesse exemplaire, mutique, où vient s'épandre la folie de brûlants aveux pour la beauté du geste et l'unique amour de soi-même... C'était un riche homme d'affaires et Marie l'avait laissé quelque temps verser d'amers regrets sur l'impossible conciliation des rêves de pureté adolescente et la réalité d'une épouse et d'autres parures vrombissantes qui seyaient à son milieu. Tu ne peux pas comprendre, disait-il, et les fins linéaments de son visage se perdaient gracieusement dans un lointain à lui seul déchiffrable.

Il trouvait que maîtresse est un bien vilain mot, mais prisait fort qu'on la vît à son bras, aimait qu'en des lieux anonymes l'on se retourne à leur passage, mais s'inquiétait du regard des hommes dans la rue sur ses épaules dégagées et le léger balancement de sa démarche.

Marie avait rencontré quelques femmes aussi. Mais pour avoir levé au débotté quelques petits culs lisses, d'où rien ne dépasse en effet, et s'y être frottée éperdument, elle savait juste combien aimer un autre soi-même l'abîmait dans la contemplation désespérante et sans cesse renouvelée de sa propre limite. Il était Narcisse et Sisyphe réunis, jouissance absolue, sans fond et sans recours, il était sa misère noire. Elle ne croyait pas en cet amour qui ne donnait rien, qui la desséchait et se dérobait sans cesse.

Dans le frais gazouillis et les larmes de sa vie mêlés, au milieu des mots, au milieu des sentiments tenus en joue par l'armée des locutions, adverbes, conjonctions en tout genre, ce treillage serré d'une grammaire en marche, petite troupe vaillante, normative, des règles que Marie s'efforçait de suivre pour parler et écrire correctement sa vie, au milieu des hommes distraits et des poupées écervelées, non, il n'y avait pas de femme.

MARIE s'était-elle imaginé que, lutinant les hommes, leur nombre, leur variété, physique, d'âge et d'établissement social, et la fréquence avec laquelle elle passait de l'un à l'autre réduiraient d'autant l'attente, annuleraient le manque ?

Elle avait recherché et provoqué les rencontres, toutes sortes de rencontres, dans leur immédiateté, leur fulgurance, avait jeté ses semailles à la volée pour courir s'asseoir sur les trois marches de son perron imaginaire, les genoux sous le menton, à l'abri d'une marquise et d'un auvent de roses trémières, et en cultiver jalousement la première pousse. N'avait-elle pas offert, à l'un des livres, à l'autre un gâteau, au troisième un panier de minuscules et odorantes oranges amères, et sa vie entière n'était-elle pas remplie de ces cailloux de Petit Poucet qu'elle semait afin qu'on ne la perdît jamais de vue ?

Inlassablement, elle avait mendié l'amour des hommes, leur présence, leur attention, la cajolerie d'une voix dont l'inflexion suffisait à border ses nuits sans sommeil. Elle leur avait permis de lui faire l'amour, gentiment, comme une nécessaire et juste rétribution, un partage équitable, ils l'avaient laissée se raconter jusqu'au vertige, en vain, sans doute n'étaient-ils jamais le bon interlocuteur, se raconter jusqu'à la nausée, jusqu'au point où il lui était arrivé de vouloir se vomir tout entière. Et qu'enfin on n'en parle plus.

D'autres fois, il lui avait semblé qu'elle bâtissait, mais à points de plus en plus lâches, les pièces d'un vêtement – jupe ? pantalon ? aube blanche ? – dont elle ne savait plus au juste ce qu'il était, ni à qui il était destiné, et qui embrouillait à mesure sa vie et l'image qu'elle se faisait d'elle-même.

IL y eut aussi une série de rêves dont elle nota le premier, au saut du lit.

La mère avait tendu une corde au-dessus d'un précipice et s'était mis en tête d'y accomplir toutes sortes d'acrobaties. Sans harnais. Il était impossible qu'elle ne tombe pas et, vu la hauteur, qu'elle ne se tue pas. Le père et sa fille le savaient. Tout le monde le savait. Ils suppliaient, ils pleuraient, la mère ne voulait rien entendre, refusait une dernière fois la protection du harnais et tombait.

Et cet autre rêve, plus ancien, qui se situait dans un train. Dans la locomotive plus exactement, face au conducteur. Une femme était assise à ses côtés, un enfant sur les genoux.

Marie se trouvait là pour tuer la femme et roulait nerveusement le barillet d'un pistolet entre ses doigts. *E pericoloso sporgersi*, pouvait-on lire à l'envers, sur la vitre. La femme baissait la tête, elle semblait savoir ce qui l'attendait. Tout doucement, un peu comme fait une mère quittant sur la pointe des pieds la chambre de l'enfant qu'elle croit endormi, tout doucement, la femme se dirigeait vers la porte et s'apprêtait à sauter en marche. Là, à bout portant, Marie tirait trois balles. Manquait sa cible. S'élançait pour rattraper la fuyarde, puis hésitait et se retournait, tendait le pistolet au conducteur de la machine qui lui aussi baissait la tête, regardait l'arme entre ses deux mains, et tirait à son tour. Sur Marie. Trois balles. Et la manquait. Mettons qu'elle n'était pas atteinte mortellement... Marie se mettait à courir, perdant son sang et tirant après soi son ventre comme une informe besace, débouchait dans le hall de la gare et dans un murmure, s'écroulait aux bras d'un homme. Sauvez-moi.

Marie parla encore de trains et de gares de triage, de correspondances manquées, de quais où elle restait pétrifiée, et de la mort dont elle gardait une première image précise et plutôt cocasse.

Elle avait huit ans et se trouvait assise sur les marches extérieures du bâtiment B des Olympiades, son aimable cité, le dédale d'entrées et d'escaliers, de caves où se cacher, les copines qui dormaient, mangeaient, vivaient tout près, dans les casiers d'à côté, Virginie porte A, appartement 22, Nathalie porte C, appartement 13, Elisabeth porte B, appartement 4. La dernière possédait un mange-disques et tous les 45 tours dont on parlait dans les magazines. Comme elle habitait un rez-de-chaussée, c'était pratique, on jouait à dedans-dehors, perché sur la balustrade, en haut des marches.

– Eh bien, ce mec, Mike Brant, il s'est suicidé.

Comment était-ce possible ? Marie avait scruté le visage sur la pochette. Suicide, suicide, sui-cide, su-i-ci-de... Une espèce de coquille vide, avec dedans, l'idée qu'elle tâchait d'y faire rentrer, de l'homme vivant au moment de la photo. Vivant. Il y a. Suicide. Il n'y a plus. Comment était-ce possible ?

– Il paraît qu'il s'est jeté par la fenêtre de sa chambre d'hôtel.

Comme on lui avait raconté que ça s'était passé aux Etats-Unis, elle avait reconstitué la chute du haut du building, étage par étage. A quoi pensait-t-il ? Est-ce qu'il avait peur ? Est-ce qu'il regrettait ? Et s'il voulait effacer son geste ? Dire qu'il s'était trompé, qu'il ne savait pas et qu'il ne recommencerait plus, si seulement on le laissait remonter sur le rebord de sa fenêtre ?

Evidemment, à chaque fois, le chanteur déprimé finissait au bas de l'hôtel, écrasé sur la chaussée, et il ne devait pas rester grand-chose de quelqu'un qui tombait d'un immeuble haut comme trente fois sa tour. Au moment d'imaginer la tête en bouillie sur le bitume, un œil par-ci, un œil par-là, hop, son film se brouillait, partait à rebours jusqu'à l'encadrement de la fenêtre.

Avec Mike Brant, elle avait sauté comme ça des dizaines et des dizaines de fois, pour s'apercevoir qu'il est inutile de regretter et que rien ne s'efface jamais.

ET me voilà, moi, tout croupi dans ma cellule. Des nuits entières, je suis resté là, avec l'espèce de presse-purée qui me tient lieu de cervelle, à m'échiner et moudre, réduire, tamiser toutes ces questions du diable, quitte à les passer à coups de talon au crible de la raison raisonnante. Jusqu'à ce qu'on s'alarme, jusqu'à ce qu'on vienne me chercher.

Je ne sais pas très bien ce qui s'est passé. Je me souviens simplement que Marie est rentrée un soir et qu'elle a dit qu'elle s'en allait. Je m'en vais, elle a dit. C'est tout. Il n'y a pas grand-chose à ajouter, les plus grands malheurs peuvent se produire sans effusion de sang ni hurlements. En quatre mots, elle avait juste fracassé ma vie.

C'est drôle, on croit toujours, et moi le premier sans doute, que ce qui vous fait basculer de l'autre côté du miroir, l'hospitalisation, les médicaments, ce genre de choses, tout cela n'arrive qu'aux autres, et que ces autres-là, pas de danger, on les voit venir de loin, on les a vite repérés. Eh bien je suis l'un d'eux. Je suis cet autre, que des blouses blanches, voix douce et poigne ferme, ont embarqué un soir. Si c'est pas malheureux, ont fait les voisins, un homme si bien de sa personne, et qui avait l'air si calme.

Mon histoire n'a rien de bien spectaculaire, j'en conviens, et celle de Marie ne l'était peut-être pas non plus. J'essaie parfois d'en imaginer la suite, de remplir ce texte à trous qu'elle a fait de ma vie. Je suis là, effondré sur un mauvais lit de camp, drapé d'incertitude et d'une longue chemise immaculée, avec cette bouillie pleine de grumeaux dans la tête, un sacré margouillis. Il paraît que j'ai fait des choses insensées, ces derniers temps. A mes chaussures, on a pris soin de retirer les lacets, mais on m'a laissé quelques effets personnels, inoffensifs, auxquels de toute façon, j'ai dû rester agrippé, beuglant comme un veau qu'on mène à l'abattoir. Quelques lettres, la copie d'un rapport de police, un lot de petits cahiers à spirale... Dedans, elle avait consigné jour après jour, un peu de ce qui se disait chez son médecin, les réflexions, associations d'idées, mots et souvenirs qui en résultaient.

Elle y parlait de la mort et du dentier de sa grand-mère. Je m'y suis arrêté parce que je connaissais l'anecdote, elle me la racontait toujours avec des grimaces et des bruits de bouche terribles. Ecoute ! elle disait entre deux hoquets, mais arrête, c'est vraiment pas drôle, elle faisait, en m'agrippant la manche, et ça se terminait toujours par un fou rire. Le dentier, à table, qui claquait sur la fourchette, et la mère qui fermait les yeux et frémissait. D'autres fois, lorsque la grand-mère baîllait, le dentier tombait carrément. Pour fermer la bouche, il fallait bien qu'elle le rattrape un peu, et elle, la petite fille, elle regardait ça, ébahie. Plus tard, elle ferait comme la mère, elle détournerait la tête, ferait mine de n'avoir rien vu, aurait secrètement honte de cette trahison.

Le dentier, et ce jour où un photographe était venu les voir à la maison. Elle revenait d'une semaine de ski et portait la marque des lunettes. Dans l'attente du coup de sonnette, sa mère l'avait peignée avec une raie au milieu bien droite et deux barrettes fixées symétriquement de chaque côté. Il avait demandé que Marie se fende d'un beau sourire.

– Pense à quelqu'un que tu aimes bien, avait suggéré le photographe.

– A ta grand-mère par exemple.

En retrait, assise tout au bord du canapé,

le corps en avant et les genoux serrés, la mère attendait.

Marie la connaissait cette mine-là, elle en avait une longue habitude. Tout une petite vie remplie de mines de circonstance, dont elle avait toujours senti sans bien se l'expliquer, qu'elles étaient aussi nécessaires à son entourage que la perfusion au malade, sur son lit d'hôpital. Mais là, face au photographe, face à la mère, ce jour-là, elle avait hésité sans fin et les photos furent totalement ratées.

Oubliez le photographe. Hors sujet. Il attend un sourire dont il ne peut apprécier ni la valeur ni l'enjeu. Derrière cette scène s'en cache sans doute une autre. Moi, dans un coin de cette autre scène, je le vois qui dépasse de derrière un pan de porte, le petit triangle de velours rouge, une pantoufle à fermeture Eclair, et je devine aussi l'enfant, accroupie et cachée dans l'embrasure, au fond du couloir, à côté de la chambre aux volets clos.

TROP froid. A gauche, tout en haut, une étroite lucarne à barreaux et la trouée d'air glacé qui s'en échappe. Marie, je me souviens, je lui laissais pelotonner ses pieds entre mes cuisses, on se racontait des histoires sous la couverture, j'étais là pour la protéger, veiller sur elle, viens, ma belle, je lui disais...

On m'a retiré mes habits parce que j'ai essayé de me carapater. Sur le toit du pavillon. On m'a repêché. Après ça, j'ai été déshabillé et on m'a enfilé cette espèce de longue robe qui ressemble à une chemise de peintre du XIXe siècle. J'espère qu'ils me remonteront bientôt dans ma chambre. C'est bien fait, faut reconnaître. On n'est pas mélangés. Les intellos avec les intellos, répartis avec un certain souci d'alliance sociale. Culturelle du moins. Juste avec des degrés de dangerosité divers. Pas tous les obsessionnels, ni tous les compulsifs, ni tous les maniaques ensemble. Mais comme qui dirait, un savant aréopage de timbrés en tout genre, occasionnels ou pour la vie.

Des larmes et des gémissements. Derrière la porte, on entend des cris, des supplications, qu'une femme se débat dans son effroyable chagrin, implore sa mère de lui parler, de l'aimer, de le lui dire, et qu'on l'emmène de force pour lui administrer un calmant. Plusieurs tantes sont infirmières et il se trouvera parfois quelque oncle médecin dans les parages.

L'enfant a entendu. L'enfant a vu. Mortelle angoisse qui ronge l'âme, fige le sang dans les veines et les mots dans un étau de larmes. Les larmes se brisent dans un cri, le cri s'épuise sur l'oreiller.

Comment pourrait-elle à présent dormir du sommeil apaisé des enfants ? De ce sommeil dont on dit que c'est celui du juste. A-t-elle commis une faute ? Et de quel genre terrible, pour ne plus entrevoir que l'image de sa propre mort lorsqu'elle ferme les yeux ? Des enfants qui ne sont plus désormais ses semblables qu'en apparence, jamais elle ne connaîtra l'insouciance, les jeux, le babil idiot et sans conséquence. Ses mots à elle deviendront un long verbiage, tonitruant, lancé haut et fort pour se rassurer, s'étourdir, dans le noir et la solitude de son lit à barreaux. Elle hoquette, la vue brouillée, sanglote et balbutie, tempête, des bras et des jambes, se mord les lèvres. Mais comment réparer un si grand malheur ? Et des êtres emmurés vivants, peut-on jamais déchirer la douleur ?

Souvent, la mère pleure et l'enfant pose sa joue et ses petites mains sur le visage mouillé, et le caresse. Le père est loin, parti en manœuvres, avec ses boîtes de ration, son pain de guerre et tout le barda.

La mère pleure. Ce n'est rien, un peu de fatigue, il ne faut pas s'inquiéter. Elle prend l'enfant sur ses genoux, lui chante une berceuse douce et terrible,

Ma poupée chérie ne veut pas dormir
Petit Ange mien, tu me fais souffrir
Ferme tes doux yeux, tes doux yeux de saphir...

La mère s'en va dans sa chambre. Elle est si fatiguée. L'enfant reste seule dans la cuisine, son regard erre sur les motifs du carrelage. Si on ferme un œil, on perd le relief. Si on ferme les deux, on garde un moment l'impression dans la tête. Il y a. Il n'y a pas. Il y a. Il n'y a plus.

Ferme tes doux yeux, tes doux yeux de saphir...

Elle chante, elle ne chante plus. Maman partie, maman revenue. Est-ce moi qui ai fait partir maman ? Est-ce moi qui la rends si triste ? Bruit, silence, bruit, silence. Il y a, il n'y a pas. Comment consoler maman ?

L'enfant ferme les yeux et dans sa tête, lance les mots, puis les rattrape, les lance à nouveau. Maman partie, maman revenue.

Dors, poupée, dors, dors, ou je vais mourir...

Maman partie.

QUAND j'y repense, j'étais peut-être le seul à pouvoir lui éviter la tentation du beau style, de la métaphore au gros, de la brillance et de l'enflure. Quand elle écrivait, y avait pas moyen, il fallait toujours que ça sonne et que ça tonne, il fallait que ce soit présentable, il fallait que ce soit joli, et aussi plein de fureur... C'était peut-être ça mon boulot, l'écouter et lui donner la main, empêcher qu'elle se prenne les pieds dans le tapis des mots, dans le trop-plein, ce remède pour constipés et tous les grands emmerdés de la terre. C'était peut-être aussi ça, ma raison d'être auprès de Marie, rectifier les embardées, éponger les tourments de sa vie et la drôle de purée qui s'en écoulait. L'aider à faire bonne figure... Aider la petite fille qui entend sa mère en pleurs, au chevet de sa propre mère, et que rien n'allait jamais rendre à la vie.

Le dossier, je le connais par cœur. De son histoire, j'en savais presque plus long que sur ma famille. L'enfance, les parents, la grand-mère, et elle, Marie, éternellement à côté de sa vie, fondue, émiettée comme un biscuit trempé dans une tasse de thé... Mais le plus surprenant reste que, moins elle mettait de retenue à se raconter, plus son mystère s'est épaissi à mes yeux. Une étrangère au monde, à qui le monde demeurait étranger de la même manière. Un genre de lettre volée, qui aurait elle aussi échappé aux fouilles les plus tatillonnes du fait même qu'elle se tenait en réalité exposée aux yeux de tous, sur un vulgaire porte-cartes, dans la plus simple et la plus aveuglante évidence.

En un sens, peut-être que moi aussi j'avais

toujours cherché Marie là où elle ne se trouvait pas. Marie, si manifeste, si limpide dans sa souffrance qu'on ne la voyait plus, et que tous mes efforts pour l'aider, corriger ses écarts, tout le besoin qu'elle avait de moi et où se nichait mon amour pour elle, tout cela n'avait servi qu'à faire craquer l'épaisse cuirasse, le vernis de mes propres compositions.

La crème des correcteurs. Qualités professionnelles unanimement reconnues. Magazine avec pignon sur rue. Toute ma vie dans la chiasse des phrases, à purger des textes, une littérature de vidange, et encore, durant le week-end, le malheur des uns et des autres, les larmes et le ressentiment tout giclés sur la belle moquette en laine des Pyrénées... et à mesure, ce truc de fou, énorme, question leucocytes et autres foutus débris cellulaires. Voilà ce que je suis devenu. Un furoncle.

Tout une vie à me remplir des mots des autres pour taire un chagrin dont Marie avait fait sauter la digue à son insu. Marie et ses allures de chaton à peine sevré, le soin constant qu'elle réclamait, l'enfant mal grandie qu'elle était restée. Et cette nuit profonde où j'avance en aveugle, ombre parmi les ombres, dans le théâtre où se projettent nos fantasmes et errent les fantômes de ceux que nous avons aimés. Tout une vie patiemment érigée contre le vent et la marée qui avaient un jour emporté une autre enfant, et m'avait enseveli avec elle, un été, au bord de l'Océan.

Le mathématicien me regarde en souriant. Il n'est pas très causant. Ça laisse beaucoup d'espace à mes vertiges. Et toujours très élégant. Debout à la première heure et tiré à quatre épingles, paré pour un genre de grand départ, il dépose sa montre devant lui, sur la table, et voilà, comme ça pendant des heures. Il dit qu'il attend son père.

L'HÔPITAL me garda encore un temps, et puis un jour, le calme se fit et je rentrai chez moi. J'aérai les pièces, je fis du rangement.

Je retrouvai les photos et les petits cahiers à spirale dont je tournai vaguement les pages. Rien n'avait bougé. La bibliothèque, le piano, et par terre mes partitions et mes livres de peinture. L'un d'eux était marqué d'un signet. Je soulevai le mince ruban fixé à la tranchefile, le livre s'ouvrit au chapitre *Art et sciences, analyse et restauration des peintures.*

« Quand l'examen d'un tableau a permis d'en identifier les zones altérées ou refaites, seule une analyse scientifique permet une exploration plus approfondie de l'œuvre. Un travail radiographique ainsi qu'une étude minutieuse de la chimie des matériaux mettent alors à jour les différentes couches picturales, et ce faisant, les tours de mains de l'artiste. Ces modifications, parfois radicales, qui portent sur l'organisation du tableau, sa structure, ou l'attitude des personnages, sont appelées *repentirs*. Cependant, la superposition des couleurs tend à un obscurcissement du ton superficiel, et si les différentes couches du tableau n'ont pas été parfaitement isolées, l'altération naturelle des pigments provoque alors, avec le temps, la résurgence des formes sous-jacentes.

En général, ces réapparitions confirment simplement l'habitude de l'artiste de réutiliser ses toiles dans un souci d'économie, et l'abandon d'un premier travail au profit d'un second jugé plus intéressant.

Mais parfois aussi, comme autant d'erreurs et d'hésitations, d'aveux dissimulés, de confidences autobiographiques, ces repentirs éclairent les gestes et les intentions du peintre, ses retenues, ses regrets.

C'est peut-être le cas de cette œuvre de Courbet qui révèle sous le portrait actuellement visible, l'esquisse d'une tout autre composition, un jeune homme avec une jeune femme tendrement appuyée sur son épaule, et qui s'intitule *L'homme blessé.*

Je fourrai le tout dans un grand sac plastique noir à poignées coulissantes. Marie ne reviendrait pas.